AF463585

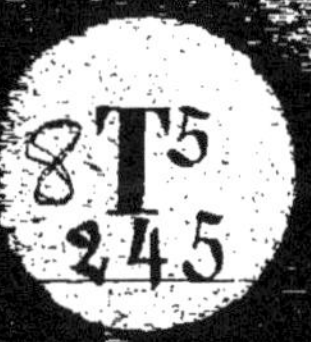
8T5
245

Extrait de L'UNION MÉDICALE (Troisième série)
DES 14 ET 18 MAI 1878

# LE VITALISME MODERNE

A L'OCCASION DU LIVRE

## DE LA VIE, ETC.

DE M. CHAUFFARD



PAR M. PIDOUX

De l'Académie de médecine
Inspecteur des Eaux-Bonnes

L'honorable professeur de pathologie générale de la Faculté de Paris continue à mettre au service des idées les plus élevées et les plus utiles autant de courage que de talent : d'un talent supérieur, tout le monde le sait; mais pourquoi du courage? Parce qu'il en faut un, égal au moins à la science et au talent, pour se mettre au-dessus de l'indifférence avec laquelle notre époque traite les côtés philosophiques de la science; pour protester contre ce dédain, et proclamer avec foi les grandes vérités du vitalisme et du spiritualisme, transformées et rajeunies par la méthode et l'esprit modernes qui ont renouvelé les sciences depuis un siècle.

M. Chauffard n'est pas un attardé du vieux vitalisme et du spiritualisme ontologique. Il est encore moins un animiste. Si je dis cela avant tout, c'est qu'on rencontre aujourd'hui beaucoup de médecins distingués, savants même, tellement étrangers aux problèmes généraux de la physiologie, qu'ils ne semblent pas se douter qu'il y ait un autre vitalisme que celui de Barthez, ni un autre spiritualisme que celui qu'enseignaient forcément, dans leur ignorance de la physiologie, les grands philosophes du XVIIe siècle. Cependant, M. Chauffard professe maintenant comme moi l'activité essentielle et immanente de la matière ou des corps et le vitalisme organique. Il n'admet donc ni l'âme de Stahl, ni le dualisme de Barthez, car il reconnaît dans le germe substantiellement ou essentiellement animé tout ce qu'il faut pour développer l'organisme d'après un plan déterminé ou une idée directrice qui sont concentrés et vivants dans ce germe lui-même, et soutiennent en lui cet organisme par une génération continuée jusqu'à son dépérissement naturel. M. Chauffard va plus loin : il ne distingue plus de la vie l'âme raisonnable, ou le principe de l'intelligence et de la liberté. Il n'y voit que le sommet ou le dernier et sublime épanouissement de cette vie même qui anime substantiellement notre corps. Il s'est donc débarrassé de tous les êtres de raison ; il peut confesser le spiritualisme comme le vitalisme organiques, et comprendre ainsi l'unité de l'homme de la seule manière qui me semble réelle et possible.

Le nouveau volume de M. Chauffard n'est point un traité, pas même une œuvre méthodique. Il est formé d'une réunion de morceaux importants publiés depuis environ dix ou douze années dans plusieurs recueils, et surtout dans *Le Correspondant*.

Malgré ce défaut d'ordre didactique, le livre de mon auteur est plein de cet ordre qui naît des rapports profonds et vivants des choses. Il y a de l'ordre toutes les fois qu'il n'y a pas contradiction, qu'il y a, au contraire, unité de vue et de pensée, et qu'à travers les vérités les plus nombreuses et les plus diverses, circule et règne un même esprit. Or, ce cachet marque de son empreinte chaque ligne du livre sur *La Vie* comme le livre tout entier. Voici la série régulière des titres dont se compose ce beau livre :

Après une Introduction qui était indispensable, M. Chauffard traite dans autant de chapitres : 1o *De l'âme et de la vie.* — 2o *Des luttes actuelles de la philosophie et de la science.* — 3o *De l'idée de vie dans la physiologie contemporaine* (Virchow, Cl. Bernard). — 4o *Du moi et de l'unité vivante.* — 5o *De la spontanéité vivante et du mouvement.* — 6o *De la finalité dans les êtres vivants, et de la doctrine de l'évolution.* — 7o *De la puissance génératrice dans l'âme et dans la vie.* — 8o *De la science et de l'ordre social.* — 9o *Des vérités traditionnelles en médecine.*

Notre science a d'autant plus besoin de scruter les grands rapports et de remonter aux causes, que les faits s'accumulent à l'infini, et qu'indépendamment de ceux que l'observation entasse, l'expérimentation, qui est en ce moment la souveraine un peu trop absolue de nos méthodes, suggère des conclusions hâtives et disséquantes qu'il est indispensable de contrôler par des méthodes plus compréhensives. Un des défauts qu'on peut reprocher à la méthode expérimentale exclusive, est, en effet, de n'être pas assez universelle, ou plutôt, d'enfermer l'univers dans un laboratoire, et de conclure comme si cet espace et ce moment si étroits étaient l'espace et le temps infinis. L'expérimentateur ne voit que des points ou des instants, tandis que l'observateur embrasse et suit des lignes ou des séries. L'expérimentateur provoque des phénomènes qu'il explique trop souvent comme ceux qu'il produit lui-même dans les arts et l'industrie; celui qui observe, assiste à des évolutions ou à des générations continues où les phénomènes s'expliquent les uns par les autres, c'est-à-dire par le jeu même des forces vivantes de la nature. L'esprit est bien plus près des choses et de ses propres lois, qui sont les lois de tout, lorsqu'il observe que lorsqu'il expérimente. Il est, en effet, le résumé et la fin de toutes choses, et quand il voit les choses et les exprime justement, il ne fait que les réfléchir, ou les voir en lui, microcosme intelligent, et dont l'intelligence est indéfiniment accrue par son rapport immédiat et intérieur avec la cause suprême et souverainement intelligente. Il faut aller jusque-là pour comprendre la nature autant que nous le pouvons et le devons. En retranchant le principe et la fin de tout, le positivisme a décapité la science. C'est de cette tête, de ce commencement et de cette fin qui ne sont qu'un et dont notre esprit est un faible décalque, que M. Chauffard traite sous mille formes et à l'occasion de mille sujets dans son Livre *De la vie.* Il n'y a en tout cela rien de surnaturel, rien, par conséquent, qui ne soit de la science la plus sévère, rien que la nature n'offre à observer aussi positivement que les propriétés les plus sensibles des organismes, rien enfin qui ne soit indispensable si on veut comprendre quelque chose à la vie, depuis ses manifestations les plus élémentaires jusqu'à l'homme sa consommation.

M. Chauffard est, dans ce dernier ouvrage, un critique et un écrivain éminent. C'est un grand éloge, quand le critique comprend les idées de premier ordre et s'en sert comme s'il les avait inventées, et qu'il les expose magistralement. M. Chauffard est long, il aime à se déployer comme s'il sentait qu'il le fait bien; mais s'il est abondant, il n'est pas diffus, car son style est plein et pensé. Ses adversaires sont les positivistes, les animistes, les darwiniens ou transformistes, les matérialistes, en un mot, car ces sectes diverses de la physiologie peuvent se ramener au matérialisme. Mais, y a-t-il donc, dira-t-on, un matérialisme en physiologie et en médecine? Oui, certainement, et je le pense comme mon auteur.

On est matérialiste toutes les fois qu'on ne croit pas à l'idée, à l'esprit, au plan, à la raison des choses et à la finalité. On l'est toutes les fois qu'on n'affirme pas que le principe et la fin, en toutes choses, sont identiques et se confondent.

L'esprit n'étant que le plus haut épanouissement de la vie et de l'organisation; le spiritualisme étant aussi nécessairement organique que le vitalisme, ainsi que l'admet aujourd'hui M. Chauffard, on voit que le matérialisme peut inspirer la physiologie comme la philosophie, et le spiritualisme régner non moins positivement dans l'une que dans l'autre. Cela simplifie beaucoup et la physiologie et la métaphysique ; et cela donne, en effet, aux principes et à la critique de M. Chauffard, beaucoup plus de franchise, d'unité et de clarté qu'autrefois. On en trouvera un exemple et une preuve splendides dans le chapitre intitulé : « Le moi et l'unité vivante » plein de force et de fécondité. Il faut le lire.

Voyons maintenant si, au milieu des éloges qui forment la part habituelle et si douce de ma tâche, je n'aurai pas quelques points moins soutenus, quelques faiblesses à signaler. M. Chauffard va les reconnaître bien vite avec moi.

Je me demande, par exemple, pourquoi M. Chauffard ne veut pas voir la finalité ou l'idée directrice — c'est tout un — dans le règne inorganique? Il observe les minéraux, les mers, les continents, les îles, l'atmosphère, etc., qui lui semblent toujours les mêmes, et qui sont sans vie dans le sens convenu et biologique du mot, c'est-à-dire sans fonction limitée et définie, sans individualité distincte ou sans but immédiat, sans organes appropriés à l'accomplissement d'une fin partielle instinctivement prévue et atteinte, et il en conclut que toute finalité est absente des fondements de la terre, et qu'elle ne fait ses débuts qu'aux règnes organiques, et pour la première fois sans doute, qu'au règne végétal. Cependant, n'aurait-on pas pu voir, des milliers de siècles auparavant, un instinct plastique appliqué à conformer le globe? Ses couches, ses terrains sont-ils indifféremment étagés comme nous les voyons? Les mers et les continents sont-ils disposés au hasard? Tous les reliefs, tous les abîmes ne sont-ils qu'un cauchemar des forces cosmiques? Les rapports de l'atmosphère et de ses météores avec notre sphère solide ne sont-ils régis par aucune loi, et le sort des règnes de l'organisation en est-il séparé? Non, et on peut affirmer le contraire, alors même qu'on ne saurait encore le démontrer. S'il n'y a pas dans ce règne fondamental et dans ce vaste sein de notre mère des individus doués de spontanéité et d'instinct ou d'un degré d'intelligence dont nous puissions juger nous-même par comparaison avec la nôtre, il y a pourtant des particules statiques qui sont les atomes ou les individus de la chimie. Ces individus ont leur diversité, leurs affinités, leurs espèces qui ne s'associent pas indifféremment, mais qui se meuvent, se combinent, se dissocient selon des lois immuables et des proportions définies où l'on entrevoit déjà les rudiments, sinon de la raison, au moins du nombre, de l'ordre, du poids et de la mesure. C'est donc une grande chose que l'atome chimique, cet élément de la terre ! N'est-il pas le point de départ et la condition nécessaires de l'atome ou de l'individu organiques, le fondement du principe immédiat de la cellule, ou de l'élément protoplasmatique quel qu'il soit?

La physique et la chimie animées supposent la physique et la chimie inanimées.

Celles-ci ont leur raison dans celles-là, et celles-là leur condition dans celles-ci. Tous les corps simples et leurs combinaisons de l'ordre minéral ou inorganique, ont leurs représentants plus éminents, et dès lors vivants, dans l'ordre d'activité supérieure qui constitue les règnes organiques.

Dans les végétaux et les animaux surtout, la chimie s'élève à un ordre d'activité supérieure, car elle est animée. Cela signifie que les actions moléculaires sont dès ce moment spontanées et instinctives. Or, la nutrition et les sécrétions sont la base même de la vie, car elles sont une procréation ou une génération continuées comme Bacon, Glisson, Haller l'ont dit, et comme je l'ai redit si souvent bien avant Claude Bernard, à qui M. Chauffard semble attribuer cette idée.

Les corps élémentaires de la chimie minérale, oxygène, hydrogène, carbone, azote, puis soude, soufre, phosphore, fer, introduits dans l'organisme des animaux y sont élevés à une puissance supérieure spontanément représentative des mêmes corps du règne inférieur, c'est-à-dire que quelque chose d'eux est assimilé ou fait semblable aux organismes, participe à leur vie et revêt, par conséquent, des propriétés nouvelles, d'un ordre plus éminent et plus rapproché de l'homme. La chimie vivante ou la nutrition est sensible ou formée d'atomes sentants. Chaque cellule, chaque granulation moléculaire sont des sens doués de l'instinct de ce qui leur convient, et les corps simples qui les composent sont soumis à ces sens : ils n'existent plus pour le physiologiste en tant que combinaisons de l'ordre inanimé ou minéral. Les principes immédiats qui sont, comme l'a dit Fourcroy, les corps simples des êtres organisés, apparaissent. La spontanéité et l'instinct qu'ils ont acquis leur impriment immédiatement des mouvements et des changements incessants, inconnus aux minéraux, qui, à côté, semblent immobiles et inertes. C'est le tourbillon sans repos de la vie, ou la circulation instinctive de la matière organique toujours assimilée, toujours désassimilée, toujours éliminée sous peine de mort, renfermant enfin des aspirations de plus en plus sympathiques vers l'intelligence, et où l'homme reconnaît déjà quelque chose de sa nature.

Qu'y aurait-il d'étonnant à ce que l'homme s'y reconnût déjà, s'il est le principe et la fin indivisibles du processus ou de l'évolution du globe et de toute la série des êtres organisés qui l'ont précédé sur cette planète?

C'est ici, c'est dans la genèse que je vais essayer en deux mots, qu'éclatera la démonstration de la finalité du règne inorganique.

Je suppose donc la terre formée d'une multitude d'éléments fondus à l'état incandescent et gazeux. Elle tend à s'isoler des autres substances cosmiques et à se constituer indépendante de la masse dont la voilà détachée.

Ce grand individu, qui sera un jour notre terre, et qui en est alors l'embryon, est animé des mouvements intestins les plus puissants et les plus féconds. La fin de ce grand corps ou sa raison d'être est évidemment l'homme, ou pour mieux dire, l'humanité. Si cette création est sa fin, elle est en même temps son principe ou la force intime et première qui remue ses entrailles maternelles, *mens agitat molem*, etc... La terre avait donc à son état naissant, la même âme, la même force directrice ou la même fin qu'aujourd'hui, l'humanité.

Je crois dire une chose aussi simple et aussi vraie qu'elle semble extraordinaire, en avançant que c'est l'âme de la terre, ou l'humanité, qui agite et commence à coordonner les matériaux de notre globe embryonnaire; et que cette force ou cette idée directrice forme la terre pour les règnes vivants qui vont y apparaître successivement et hiérarchiquement à travers des milliers de siècles, ayant pour fin dernière, comme ils ont eu pour principe à l'origine, le règne humain. Toute organisation, même la plus rudimentaire, tend vers la pensée. C'est ce qui fait que le règne humain ne pouvait se former et naître qu'au moyen de cette gestation et de cette embryologie supérieures, dignes du principe universel, et récapitulées chaque jour en un instant dans le sein de chaque femme qui a conçu. *Tantæ molis erat* HUMANAM *condere gentem!*

Quelque inouïe que soit cette conception, il faut l'accepter, à moins d'être positiviste, c'est-à-dire, à moins de renoncer à connaître l'esprit des choses et de nier celui qui est en nous. M. Chauffard, éclairé du spiritualisme nouveau, ne peut se refuser non plus à admettre cette genèse sans laisser inachevées ses théories générales, et surtout son beau chapitre sur *la finalité dans les êtres vivants et la doctrine de l'évolution.*

Pour voir la finalité dans le règne inorganique qui n'est pas composé d'individus groupés en familles, il faudrait voir le tout comme on voit un animal. Un coup d'œil sur la géographie physique et la géologie dans leurs rapports avec les règnes organiques, suffirait pour en convaincre.

Personne ne doute que l'homme ne soit aujourd'hui la raison d'être et la fin de notre planète, ou qu'elle n'ait été formée pour lui. Or, comment la terre actuelle aurait-elle l'humanité pour fin, si la terre primitive et rudimentaire n'avait pas eu cet idéal directeur ou cette fin, l'humanité, pour premier moteur? Cela serait inconcevable.

L'embryon humain recommence chaque jour un petit chaos dont l'homme est en même temps le principe et la fin. Mais si l'homme est la fin de la terre, il n'est pas à lui-même sa propre fin. Il ne la trouve que dans le MOI de l'univers, où se contemplent et se meuvent éternellement le principe et la fin du monde. Toute science ou toute doctrine qui ne vont pas jusque-là n'arrivent qu'à une hauteur de système. Or, un système, c'est la partie qui se prend pour le tout.

On dira peut-être que, par cette doctrine, je m'approche de Darwin et de Haeckel jusqu'à me confondre avec eux, et que je n'en suis guère séparé que par le spiritualisme au moyen duquel je relève les théories beaucoup trop libres de ces savants. J'avoue que je serais très-fier de combler ce vide infini, et qu'alors nous ne serions pas très-loin de nous entendre, car j'avoue aussi, que ce ne sont ni les *monères* ni les *plastidules* de M. Haeckel qui m'effrayent. Croit-on que la série puisse se passer de ces êtres protoplasmatiques? Je ne crains pas d'en dire autant des âmes atomiques du carbone, de l'oxygène, de l'azote. Je les ai presque reconnues et nommées il y a un instant; elles me sont même nécessaires, et je ne trouve en elles rien qui, comme le craint M. Chauffard, soit contraire à « l'ordre social ». Ces expressions seraient plutôt ultra-spiritualistes; et dans tous les cas, elles respirent et sentent l'unité à laquelle M. Chauffard attache avec raison tant d'importance. Dans les sciences il ne faut ni tout admettre ni tout rejeter. Beaucoup de choses me paraissent bonnes à prendre dans le système de M. Haeckel comme dans celui de Darwin, quoique le tout, je veux dire l'esprit de leurs théories, me paraisse, j'ai à peine besoin de le dire, devoir être à jamais repoussé.

La génération spontanée tient dans ces systèmes une place considérable. Qui résoudra cette dernière question? Je l'ignore encore, mais je suis certain que ce ne sera pas le laboratoire, car il ne peut résoudre que des difficultés et des questions particulières : je le récuse dans les questions générales en tant qu'on le croirait capable de les trancher directement et par lui seul... La génération spontanée! mais son intervention a été inévitable à de certains moments de la genèse des êtres qui peuplent la terre. C'est à la philosophie à savoir se servir dans un bon esprit, dans un esprit sérieusement paléontologique, de cette loi naturelle. Ce mot et l'idée qu'il exprime doivent ne répugner à personne moins qu'à M. Chauffard. La pathologie et la médecine vivent, en effet, d'hétérogénie.

Ce n'est pas tant la doctrine *de la descendance* et du *transformisme* qui me répugne dans ces théories à perte de vue, que le matérialisme superbe qu'elles traduisent; et par matérialisme, j'entends l'absence inouïe de toute raison, de toute pensée directrice, de tout principe et de toute fin dans les choses ; l'absence de ces idées nécessaires dont la présence immanente vivifierait les conceptions arbitraires et sans loi des grands naturalistes dont je parle. On voudrait pouvoir spiritualiser leurs travaux. Quoi qu'il en soit, montrons-nous-en reconnaissants, et assimilons-nous-les, car sans ces observateurs considérables, nous n'aurions que des idées trop abstraites. Grâce à eux, ces idées ou ces principes généraux sont déterminés; ils prennent un corps dans ces belles observations et leur donnent une âme.

La bonne philosophie doit être extensible et pouvoir se prêter indéfiniment aux progrès des sciences. Or, les sciences ne sont jamais fermées et la philosophie ne doit pas l'être davantage. Rien ne serait plus détestable qu'une sorte d'orthodoxie scientifique. La philosophie et les sciences échangent incessamment des services et elles ne doivent pas se limiter. La seule manière pour la philosophie d'être progressive, d'éclairer les sciences et d'en recevoir la réverbération, c'est d'être indépendante d'un autre domaine très-respectable, et de ne se laisser enfermer dans aucune orthodoxie. La philosophie et les sciences libres dans la religion libre : autrement, les deux ordres s'anéantissent réciproquement.

M. Chauffard a fait preuve d'une grande force de critique dans son chapitre : *De la spontanéité vivante et du mouvement*, dirigé contre les physiologistes de la dernière heure et du dernier genre, qui ne voient d'un règne à l'autre que des transformations pures et simples du mouvement.

Je veux bien que rien ne se puisse faire sans mouvement et qu'il y ait du mouvement en tout et partout, jusque dans la pensée et la volonté; mais je n'admets pas que le mouvement soit tout, et que le mot « transformation du mouvement » explique à lui seul la nature et l'homme tout entiers. Si ce mot « transformation du mouvement » se bornait à indiquer que toutes les choses de ce monde, physique et moral, ont une condition universelle d'existence, et que la plus universelle est le mouvement dont l'éther, centre commun des impondérables, est lui-même animé, on n'aurait rien à reprocher à cette expression ; mais prenons garde que ce panthéisme nouveau ne fasse de la mécanique et des mathématiques le principe et le code de la physiologie, de la philosophie et de la morale, ou qu'il ne nous ramène aux tourbillons et à l'embryologie de Descartes; à pire encore, aux monstrueuses conséquences de Hobbes.

Si la transformation du mouvement en change complétement les propriétés et les fonctions, et que pour connaître les espèces et les fonctions auxquelles il s'élève, il me faille des méthodes différentes de celles au moyen desquelles nous calculons les lois de ce qu'on appelle en physique le mouvement, à quoi me sert cette science trop simple, si ce n'est à me prouver, ce que je ne conteste pas, à savoir que le mouvement est la condition de tout phénomène et que rien ne se fait sans lui? Est-ce que de cette vérité générale il était nécessaire de conclure que le mouvement explique toutes choses et renferme à lui seul le principe et la fin de tout?

Ne serait-il pas plus juste de dire : le mouvement est l'action naturelle la plus simple, et par conséquent la plus générale; il est donc à la base de tout; mais cette base n'est que la condition universelle de l'évolution hiérarchique des êtres. Des forces de plus en plus fécondes et plus rapprochées de la pensée et de la volonté s'appuient sur lui et montent par créations progressives jusqu'à ce qu'apparaissent enfin sur la terre la raison et la liberté, etc. De cette manière, au moins, on ne dépasserait pas les faits. Or, les mots transformation du mouvement les débordent, car on ne nous dit pas en quoi consiste cette transformation. Ce mot est bien vague; je n'y vois pas l'idée de processus, d'évolution ou de procréation et d'hiérarchie, les seuls mots et les seules idées qui conviennent aux éruptions progressives et hiérarchiques de la puissance créatrice inhérente à la terre comme à l'univers et inséparable d'eux. Mais ces expressions indiqueraient un principe et une fin dont on répugne à parler...

Je demande aussi, qui transforme le mouvement, et pourquoi il est transformé? Si la vie n'est que le mouvement physique transformé, qui donc le transforme? Quelle force opère cette métamorphose? Si c'est une force distincte de la force motrice, il y a donc quelque chose hors du mouvement ou en lui pour le transformer. Cependant, d'après les métamorphistes, rien ne devrait exister de plus, puisque le mouvement est la force seule et unique. C'est donc l'esprit de système, l'imagination, les désirs préconçus qui transforment le mouvement. Alors, il faut aller jusqu'au bout et transformer le mouvement dans les laboratoires. Il ne suffit pas de dire avec Descartes : « Donnez-moi de l'étendue et du mouvement et je vous ferai un monde »; il faut créer des forces, car la vérité est qu'il y a des forces qui s'appuient sur le mouvement et se servent de lui pour créer les règnes de la nature, les espèces vivantes et le règne pensant; car, encore une fois, le mouvement ne se transforme pas de lui-même et n'évolue pas tout seul vers des existences supérieures. De ce qu'il fait en quantité équivalente, de la chaleur, de l'électricité, de la lumière, agents du même ordre que lui ou agents physiques, il ne s'ensuit pas qu'il puisse franchir de lui-même le règne de la force mécanique. Au delà, en effet, les équivalences sont d'un autre ordre ou incalculables, et le mouvement cesse d'être autre chose qu'une force universelle, condition de tous les processus et de toutes les fonctions, mais n'en constituant, même transformé, aucune à lui seul.

Le mouvement transformé pour expliquer toutes les évolutions organiques, n'est que le pendant et la copie de l'homme sortant de la monade au moyen des transformations qu'opèrent sur elle les milieux, la nécessité de s'y accommoder et la lutte pour l'existence. On ne sait pas bien si ce sont les naturalistes qui ont en cela copié les physiciens ou ceux-ci les naturalistes. Quoi qu'il en soit, ce sont deux fruits hâtifs et destinés à périr, de la même philosophie. Cela ne doit pas nous empêcher d'être justes et de reconnaître que ces esprits hardis, précisément parce que rien ne les retient, agrandissent le champ de l'observation et des hypothèses, et ouvrent quelquefois des débouchés splendides et féconds à la pensée humaine.

Dans le septième mémoire de son livre *De la vie*, M. Chauffard, sous ce nom : *De la puissance génératrice dans l'âme et dans la vie*, a traité avec beaucoup de bonheur la grande question de l'*animisme*. On peut dire qu'il a coulé à fond cette vieille doctrine si chère encore à beaucoup d'esprits, et qu'ont tenté de ressusciter récemment deux professeurs de philosophie distingués, MM. Tissot et Francisque Bouillier.

C'est dans ce travail que mon auteur a identifié avec force et avec vérité l'âme raisonnable et la vie, et a résolûment vu et enseigné que l'âme est le sommet de l'organisme humain ou de la vie universelle représentée sur la terre par la série des êtres organisés.

Le stahlianisme renferme philosophiquement et rigoureusement en lui le principe de l'iatromécanique. Je l'ai démontré il y a vingt ans aux animistes incapables de le comprendre. J'en ai pris mon parti. Quand on a rejeté cette doctrine provisoire, mais qui a depuis longtemps rempli son rôle, la conséquence est inévitable : la nutrition et la pensée sont le commencement et le terme d'une même évolution. Hé bien, cette conséquence, M. Chauffard l'a tirée et saisie avec une intelligence haute et forte qui lui fait grand honneur.

En effet, si l'homme tout entier est dans son germe, et si ce germe est un, son évolution doit le conduire jusqu'à sa fin qui est la pensée et la volonté. Or, de même que nous avons vu l'âme de la terre ou l'humanité être le principe d'évolution et la fin de notre planète, de même la raison et la liberté qui sont la fin de l'homme, en renferment le principe et président, au fond, à l'évolution complète du germe humain.

Voilà selon moi le spiritualisme moderne. Celui-là n'est plus une étape sur la voie du progrès, c'est le spiritualisme effectif et à terme. Il ne consiste plus à imaginer au-dessus du corps vivant, sous le nom d'âme ou d'esprit, une substance inétendue, distincte et séparable de l'organisme, superfétation incompréhensible et hors des choses. Au lieu de mettre l'esprit hors des choses, nous le mettons en elles; il n'en est plus séparé. On parle beaucoup du physique et du moral de l'homme comme de deux choses distinctes. Pour nous, le moral n'est que la partie supérieure du physique dans lequel il plonge et où il alimente sa flamme immortelle. On est donc spiritualiste par cela seul qu'on reconnaît dans le monde un principe, une fin, un esprit et un ordre immanents.

Une chose est très-remarquable dans le livre de mon honorable collègue; c'est qu'il représente éminemment, et fondus en un seul corps, la tradition et le progrès. Il unit, en effet, sans éclectisme et par la force de principes supérieurs, Platon et Aristote avec Virchow et Claude Bernard, comme Hippocrate avec l'observation clinique moderne. M. Chauffard a fait servir toutes les découvertes de notre physiologie la plus avancée à la démonstration des grandes vérités du spiritualisme, qui prend dans ce monde nouveau de la science expérimentale, une jeunesse, une force et une fécondité nouvelles.

Je conseille aux jeunes gens un peu entraînés par le torrent des faits toujours nouveaux qui les étourdissent, de lire les belles partitions biologiques de leur professeur de pathologie générale. Les observations de la clinique, les découvertes du laboratoire s'y élargiront à leurs yeux, s'élèveront, prendront un sens plus clair, et leur esprit les verra entrer dans des rapports plus généraux. Il faut monter pour voir de plus haut et plus loin. Monter, c'est regarder en soi. C'est là seulement, que le non soi est intelligible et se fait science.

Les savants mûrs, trouveront dans le livre *De la vie*, des idées et des principes aussi positifs que supérieurs, exprimés dans un beau langage. La méditation, sans laquelle l'esprit ne porte aucun fruit substantiel, et à laquelle les forcera cette lecture, régénérera insensiblement leur intelligence, fécondera leur vieille expérience et leurs idées depuis longtemps infertiles; elle pourra même réveiller chez eux des forces vives qu'ils ne se sentaient plus.

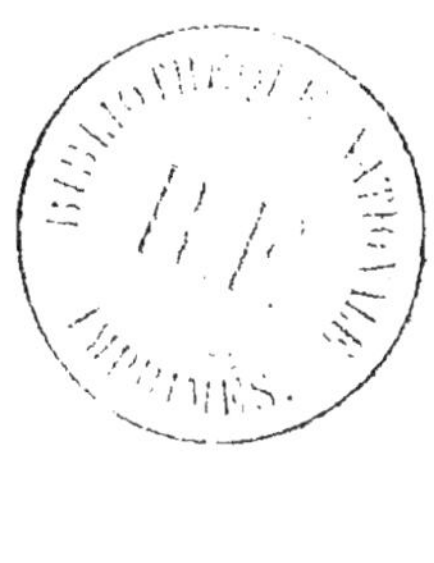

PARIS. — Typographie FÉLIX MALTESTE et Cᵉ, rue des Deux-Portes-Saint-Sauveur, 22.